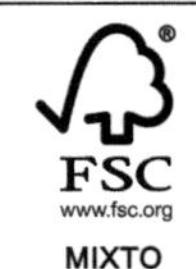
FSC
www.fsc.org
MIXTO
Papel procedente de
fuentes responsables
Paper from
responsible sources
FSC® C105338

Pranayama Yoga

Asana

Controla, Cultiva y Modifica

tu Energía Interna

Anand Gupta

Impreso y editado por Books on Demand GmbH
info@bod.com.es - www.bod.com.es
Impreso en Alemania – Printed in Germany

ISBN: 978-8-4132-6794-4

Información General

El trabajo, incluyendo todo este contenido ha sido preparado con el mayor cuidado. Sin embargo, los errores en la impresión o en la información no se pueden descartar por completo. El autor y quien publica esta obra no asumen responsabilidad por la manera en que la información sea impresa, o qué tan adecuada sea. No puede haber reclamos legales de ningún tipo por información incorrecta o por las consecuencias que resulten de esta información. Los operadores de los sitios web son exclusivamente responsables por el contenido de los libros que publican.

Inhaltsverzeichnis

Introducción

El Pranayama es una disciplina del Yoga que fue desarrollada en la antigua India cuyo propósito es la búsqueda de la purificación de la mente y el cuerpo usando ejercicios de respiración controlados. El arte de controlar y manipular la fuerza de la energía vital llamada el prana y el arte de lograr su dominio total, son en conjunto lo que constituye el Pranayama.

El Yoga ha sido practicado desde tiempos inmemoriales por una buena razón. Antes de poder dominar cualquier asana en el Yoga, necesitas tener un control total sobre tu respiración. Según varias investigaciones, la práctica constante del yoga puede facilitar tu respiración y aliviar los síntomas del asma y de otros problemas de salud causados por una mala respiración. También te permite liberar el estrés reprimido y con ello eliminar la depresión, ansiedad y otros problemas psicológicos y fisiológicos.

El Pranayama es una buena manera de iniciarse en la medicina holística del Yoga. Con una práctica y orientación constante, será capaz de controlar tu respiración y aumentar tu desempeño físico y mental. Sin embargo, antes de poder adoptar cualquier práctica, se necesita consciencia. A través de este libro, compartiremos los fundamentos básicos y todo lo que se necesita saber acerca del Pranayama para que empieces a practicarlo con una base sólida.

Capítulo 1: Pranayama – El Comienzo Humilde

Cualquier persona recién iniciada en el Yoga y Pranayama lo verá como un simple ejercicio de respiración o técnica de relajación tradicional. No obstante, el término implica mucho más que eso. De hecho, abarca muchos significados. Técnicamente, el Pranayama se define como el flujo de la respiración, de adentro hacia afuera y su retención. Los gurús del Yoga recomiendan que la respiración debería ser perfeccionada una vez que se hayan aprendido las asanas. El Pranayama también ha sido definido por muchos como la energía cósmica que se manifiesta así misma en un ser vivo a través del arte de la respiración.

Hay dos partes que conforman la palabra Pranayama – Prana y Ayama. La palabra Prana proviene del sánscrito y significa energía o fuerza que rodea el cuerpo, mientras que la palabra Ayama significa expansión, estiramiento, longitud, respiración, prolongamiento, regulación, restricción y control. Cuando se unen estos dos aspectos, se da origen al concepto que conocemos como Pranayama. Esta energía se adhiere al cuerpo y se extiende a través de tu sistema.

Alarga tu Vida

La vida de los animales cuenta con una cierta cantidad de respiraciones y su duración está dictada por dicha cantidad. Una tortuga gigante respira una vez cada tres minutos y vive unos 300 años, mientras que un conejo respira 45 veces y vive sólo hasta unos 15 años. La única forma en que puedes aumentar la duración de tu vida y vivir saludablemente es controlando tu respiración.

Esto no es ningún secreto. No se trata de magia y tampoco se necesita ser un experto en el Yoga para corregir y mejorar tu respiración. El Yoga se basa en la lógica y ésta nos explica cómo el Pranayama puede ayudarte a alargar tu vida. La respiración normal sólo usa la mitad de tus pulmones. Sin embargo, tras practicar el Pranayama con regularidad, te vuelves capaz de utilizar hasta un 80% de la capacidad de tus pulmones. A medida que inhalas más oxígeno, la cantidad de éste aumenta en el flujo sanguíneo e incrementa la eficiencia de tus células. Como resultado, tu cuerpo entero se beneficia con simplemente respirar apropiadamente.

¿Sabías que los pensamientos están directamente relacionados con la respiración? ¿Has notado cómo tu respiración aumenta rápidamente cuando estás inquieto o enojado? Con solamente controlar tu respiración, puedes evitar que tus pensamientos se salgan de control.

Puedes lograr esta gran hazaña con sólo practicar el Pranayama.

Si quieres desbloquear el inmenso potencial del Pranayama, entonces necesitas dominar el arte de la respiración. Con simplemente respirar bien, podrás poner tu cuerpo a merced de las labores misteriosas del Yoga. Puede que a ciertas personas les parezca absurdo el decir que tu cuerpo podrá mejorar su desempeño con sólo practicar el Pranayama. Es por esto que necesitas conocer el origen del Pranayama y saber el por qué ha ganado tanta fama en los últimos años.

La Historia y Origen del Pranayama

Ya no hace falta decirte que el Pranayama es un método antiguo para ayudarte a controlar mejor tu respiración. No se trata solamente de técnicas de respiración que deben ser practicadas en conjunto con las poses del Yoga. Mientras que el asana te ayuda a expandir tu estructura física, el Pranayama llena el espacio interno de tu cuerpo con una ráfaga de energía rica en oxígeno.

La práctica del Yoga se remonta al origen del Hinduismo o quizás antes, quizás alrededor del 483 BCE. Aunque tenga sus raíces en el Hinduismo, cualquiera puede aprovecharse de sus beneficios, sin importar a cuál afiliación religiosa se pertenezca.

Beneficios para la Salud Comúnmente Conocidos

- Mejora la concentración al estabilizar tu cuerpo y mente
- Crea un balance saludable entre energía y estrés
- Mejora la consciencia del cuerpo y la mente

- Alivia los síntomas del estrés, diabetes, hipertensión, insomnio y otros trastornos psicosomáticos
- Puede practicarse donde sea y cuando sea
- Incrementa el potencial del sistema respiratorio

El Pranayama y el Hinduismo

El Yoga y sobre todo el Pranayama ocupan un lugar muy especial en la cultura hindú. En tiempos pasados, los Brahmacharis y Grihasthas tuvieron que practicarlo por lo menos tres veces cada mañana, mediodía, y noche como ritual de adoración rutinario. El Pranayama se practicaba antes de cada ritual religioso y también antes de comer, beber o tomar una alguna decisión.

El Pranayama era una práctica crucial antes de realizar cualquier tarea importante ya que ayudaba a la persona a aclarar su mente de cualquier distracción y abordar la tarea con una determinación renovada. De esta manera, el éxito al realizar cualquier tarea estaba casi siempre garantizado.

Los Textos Espirituales de la India – La Inferencia Cultural del Pranayama

La cultura hindú está colmada de referencias provenientes de sus textos antiguos, los cuales resaltan la importancia del Pranayama. Estos textos afirmaban que "Dios es aliento" y que éste, a su vez, es nuestra vida. De hecho, el Atharva Veda afirma que el prana es la base esencial de lo que es, lo que fue y lo que será. También hay varias referencias en el Prasnaupanishad que indican que todo lo que existe en los tres mundos está regido por la autoridad del prana. En el Yoga Vasistha, el sabio señala que cuando la energía de la fuerza vital o Prana es limitada, la mente comienza a disolverse, volviéndose incapaz de comprender las cosas con claridad. Según los textos antiguos, el Pranayama está vinculado con Om, el sonido de lo divino. Cuando practicas el Pranayama con presteza y diligencia, eres capaz de volverte uno con lo divino.

Capítulo 2:
Los Conceptos Básicos – ¿Qué es el Pranayama?

El Pranayama es la vía más simple y perfecta para controlar tu cuerpo. Para manipular el poder de la respiración, necesitas conocer el secreto detrás del prana. No serás capaz de hacer progreso espiritual sin un entendimiento del Pranayama. Aquel que entienda sus fundamentos básicos obtendrá un control sin precedentes de su vida y de la forma en que la energía fluye a través de su cuerpo. Sí, requerirá entrenamiento, práctica y paciencia, pero a medida que aprendas cómo hacerlo, todo se volverá más fácil.

El Pranayama, en la práctica, implica la regulación del aliento, el cual contiene la fuerza vital del Prana. Al controlar tu aliento, puedes controlar la energía que fluye a través de tu cuerpo, y con ejercicios de respiración, también puedes canalizar esa energía en la dirección correcta. El control del aliento es un proceso lento e incluso tedioso pero a medida que empieces a ver los resultados positivos, se volverá algo natural para ti. Las técnicas de respiración requieren práctica y disciplina.

El Papel que Juega la Respiración

El Yoga se constituye de principios básicos, y uno de esos principios incluye el ejercitar la respiración. Los Yoguis saben desde hace miles de años por qué respirar es tan importante para nuestro bienestar y por qué es importante llenar tus pulmones de manera óptima. Esto es lo que los llevó a perfeccionar la técnica tras tantos años y fue así como surgió el Pranayama, el cual te permite revitalizar tu cuerpo y mente.

El Pranayama es la ciencia del control de la respiración e incluye una serie de ejercicios que permiten satisfacer esta necesidad.

Desde el punto de vista del Yoga, respirar apropiadamente es algo imperativo para poder suministrarle más oxígeno a tu cerebro y flujo sanguíneo. Una vez que tienes cantidades de oxígeno abundantes en tu cuerpo, eres capaz de controlar el Prana, la energía vital. Con estas técnicas, también eres capaz de repeler muchas enfermedades así como también otros trastornos menores. La razón por la cual respirar es tan importante es porque es la única manera en la que le puedes dar a tu cuerpo el oxígeno que necesita y que es vital para tu salud. Adicionalmente, la respiración ayuda a eliminar desechos y toxinas de tu cuerpo.

- **¿Qué hace que el oxígeno sea tan importante?**

El oxígeno es uno de los nutrientes fundamentales que nuestro cuerpo necesita. Es esencial para el funcionamiento eficiente de nuestro cerebro y otros órganos vitales de nuestro cuerpo. Puedes vivir sin comida por días e incluso sin agua tu cuerpo puede resistir por un tiempo más corto. Pero sin oxígeno no podrías vivir más de unos pocos minutos. Esta es la razón del por qué el oxígeno es tan importante para nuestro cuerpo. Si el cerebro no obtuviese el oxígeno que necesita, no sería capaz de proveerle sus funciones al resto del cuerpo, lo que conllevaría a una degradación de los órganos vitales de tu cuerpo. De hecho, el cerebro requiere más oxígeno que cualquier otro órgano. A menos que obtengas suficiente oxígeno, tu cerebro no puede funcionar correctamente, te llenas de pensamientos negativos sobre los cuales no tienes control, tu visión y audición se debilitan, sufres de depresión y lentamente tu cuerpo es afectado por todo tipo de enfermedades debido a que tu sistema inmunológico se debilita. Nada lastima tanto el suministro de oxígeno de tu cuerpo como un mal estilo de vida. Es por esto que el Pranayama y las prácticas antiguas son útiles, ya que éstos nos ayudan a recobrar algo de balance en nuestras vidas.

Iniciándose en el Pranayama

Sólo debes iniciarte en el Pranayama una vez que te hayas vuelto un experto con la asana y que hayas ganado firmeza en tus posturas. Tu postura al sentarte debe ser impecable. Si eres capaz de permanecer en una asana por tres horas sin sentir la tensión en tus piernas u otras partes del cuerpo, entonces es muy probable que hayas dominado la técnica. Para poder empezar con el Pranayama y hacerlo de manera exitosa, debes ser capaz de mantener una pose por al menos 30 minutos o una hora.

Cualquier estudiante que tenga la determinación de aprender Yoga a la perfección, puede adquirir esta habilidad en 6 meses. ¡Si esto no es algo por lo cual sientas mucho entusiasmo y pasión entonces no mejorarás ni en 10 años! La paciencia y la fe son la clave para perfeccionar el Pranayama. Necesitas dedicarte a ello con honestidad y diligencia hasta que empieces a ver el progreso por ti mismo/a.

Inhala, Exhala, Retiene, Repite

Hay tres componentes en el Pranayama – respiración externa, respiración interna y la retención de la respiración. El primer componente es la exhalación, llamada Rechaka. El segundo, que es cuando inhalas, se le llama Pooraka. El tercero, que es cuando retienes el aliento, se llama Kumbhaka. Los maestros del Yoga indican que si dominas el Kumbhaka, puedes incrementar tu tiempo de vida. Al aprender el arte de retener la respiración y controlarla, mejoras tu fuerza interna, vitalidad y vigor. Al retener tu aliento por un minuto, se le puede sumar ese minuto extra a tu tiempo de vida. La leyenda dice que si puedes llevar tu aliento a hasta tu fontanela (se dice que es ahí donde tu cuerpo se encuentra con tu espíritu) y mantienes tu aliento ahí, entonces puedes evadir la muerte y reclamarle tu vida al mismísimo Señor Yama, dios de la muerte.

El Pranayama es una práctica que controla y regula estos tres aspectos – rechaka, pooraka y kumbhaka, por espacio, tiempo y número.

- **El Espacio**

El espacio del aliento se refiere a si el aliento se encuentra dentro o fuera de nuestro cuerpo, su longitud y si el prana es retenido en alguna parte específica de nuestro cuerpo. La longitud del aliento y la distancia hacia la cual se extiende mientras inhalamos y exhalamos varía dentro y fuera del cuerpo. Esta variación se encuentra en consenso con el tattwa que se adhiere durante el

Pranayama. El lugar o espacio de aliento que le corresponde al Kumbhaka, es una combinación de la inhalación y la exhalación del aliento, ya que es posible retenerlo en uno o en ambos espacios.

- **El Tiempo**

El tiempo que tarda la inhalación, exhalación y retención por lo general corresponde con mantras y se cuenta en segundos. Pero el tiempo también puede significar la cantidad de tiempo que el prana debería fijarse en alguna parte o centro. El mantra puede extenderse por un periodo de tiempo y debe hacerse gradualmente. Debes ir despacio por un mes y luego subir el nivel luego de tres meses para así alcanzar niveles más altos.

- **El Número**

Es el número de veces que uno realiza un pranayama. El estudiante principiante debería llevar a cabo el conteo de forma gradual y empezar con 80 pranayama en una sola sesión. Debería haber un total de cuatro sesiones a lo largo del día – mañana, mediodía, tarde y medianoche, lo que sumaría un total de 320 pranayama.

La Etapa Final

Una vez que domines los tres tipos preliminares de Pranayama, podrás proceder a la cuarta etapa. En esta etapa, el aliento se restringe al dirigirlo sobre objetos externos o internos. En esta etapa, necesitas fijar el prana en varias posturas, chakras, posición de loto, y hacerlo poco a poco. Pasa de un chakra a otro, hasta llegar al loto en la cabeza. Es aquí donde ocurre el perfecto Samadhi. Cuando alcances la perfección durante esta etapa, habrás pasado a otro nivel. Sin embargo, uno sólo puede alcanzar este estado tras años de práctica religiosa y buen desempeño. Practica y perfecciona y eventualmente irás de un nivel a otro.

Los Beneficios del Pranayama

Ya deberías saber que los beneficios del Pranayama van mucho más allá del simple bienestar físico. Se trata también de alcanzar un estado espiritual que sobrecargue tu cuerpo y te dé control sobre ti mismo. En los niveles más básicos, tus órganos respiratorios se fortalecen y se vuelven más saludables. A medida que te vuelvas más hábil con la respiración y la asana, empezarás a ser capaz de regular tu exhalación, retención e inhalación como te convenga.

Todos sabemos que la respiración está ligada a nuestro estado emocional y bienestar. Una vez que empieces a practicar el Pranayama regularmente, serás capaz de controlar tus emociones de modo que éstas no te sobre-estimulen. Has notado cómo tu respiración cambia cuando estás enojado, nervioso o emocionado. El Pranayama te enseña a utilizar tu respiración para energizar tu cuerpo y calmar tu mente.

Evita Estos Errores Durante el Pranayama

Cuando estés convencido de que necesitas mejorar tu respiración, tu primer paso debería ser empezar a aprender de alguien que sea un maestro y que te enseñe la técnica apropiada. Los ejercicios de respiración deben hacerse poco a poco para que sean exitosos y es por esto que necesitas de alguien con experiencia que te guía a lo largo de todo el proceso. Aunque no hay ningún peligro en hacerlos de manera equivocada, tienes que tener en cuenta de que no verás muchos beneficios si no sigues el protocolo correctamente. He aquí algunos de los errores que la gente comete cuando va empezando en el Yoga y en el Pranayama.

- Nunca realices el Pranayama con un estómago vacío o muy lleno. Descansa al menos 3 horas tras una comida antes de realizar el Pranayama.

- Hacer demasiado en poco tiempo te puede dejar exhausto. El Yoga Pranayama requiere mucha paciencia. Tómate tu tiempo para practicar y perfeccionar todos y cada uno de los diferentes aspectos de los ejercicios de respiración si deseas sacarle el máximo provecho.

- No excedas más de 20 respiraciones en una sola ronda. A veces, más no es mejor.

- No exageres para tratar de compensar tu tiempo perdido. Si perdiste una semana, date un tiempo para volver otra vez al nivel en que te habías quedado. Si te parece que una sesión te está haciendo sentir extraño o mal en vez de bien, detente inmediatamente.

- No practiques los ejercicios de retención de la respiración hasta que estés en excelente condición y te hayas preparado. Si haces demasiado en poco tiempo, no te ayudará de mucho. Tómalo con calma y familiarízate con el ritmo de tu cuerpo antes de tratar de hacer de más.

- Practica el Pranayama en conjunto con las prácticas correctas. Sólo porque sepas mucho no significa que debas ponerlo todo en práctica en un mismo día. Hacer todos los ejercicios en una sola sesión puede hacer más mal que bien.

Capítulo 3: Haciendo las Cosas Bien – Técnicas de Pranayama

El arte de respirar profundamente, también conocido como Pranayama, te ayuda a extender tu aliento y/o tiempo de vida. Cuando te comprometes con el Pranayama, debes aprender a concentrarte en tu respiración. Según la ciencia moderna del yoga, tu habilidad al controlar y regular tu inhalación, exhalación y retención lo es todo en el Pranayama. El Pranayama te ayuda a fortalecer los sistemas digestivo, circulatorio, respiratorio, nervioso y los órganos de tu cuerpo. Con una práctica constante, puedes no solamente revitalizar tus órganos sino también energizarlos. También podrás prevenir todo tipo de enfermedades en incluso curar algunas. Tras un tiempo, establecerás una conexión más profunda con tu ser interior.

Cuando decidas dedicarte al Pranayama, debes aprender a hacer las asanas y posturas correctamente para poder controlar tu cuerpo. Una vez que logres esto, el próximo paso es aprender las técnicas del Pranayama. Se le llama asana a aquellas posturas que se sientan naturales para tu cuerpo. Esta pose se vuelve cómoda tras largos periodos de estiramiento una vez que la hayas practicado varias veces. Tu cuerpo debe estar siempre en perfecta alineación. Tu cuello, pecho y cabeza deben estar siempre alineados en una línea recta. Bajo ninguna circunstancia debes inclinar mucho tu cuerpo hacia adelante, atrás o hacia los lados.

Siempre mantén la postura y no permitas que tu cuerpo se curve o colapse. Nunca dobles tu cuerpo hacia adelante o atrás. Si la practicas pacientemente, perfeccionarás tu pose de manera automática. A aquellas personas con sobrepeso, les resultará difícil practicar ciertas poses como la pose del Loto o la Padma Asana. No esperes a que tu pose sea perfecta para practicar el Pranayama. Se pueden hacer ambas cosas simultáneamente. Para algunos principiantes puede ser de ayuda el sentarse en una silla con espalda vertical.

Consejos para Practicar el Pranayama Correctamente

- **El mejor momento para practicar el Pranayama**

El mejor momento para practicarlo es en la mañana ya sea con un estómago vacío o 15 minutos tras tomar una tasa de té o café. Si es posible, también puedes practicarlo tras darte una ducha. El Pranayama llena tu cuerpo y mente de energía y aire fresco. Las mañanas son momentos perfectos para purificar tu mente ya que así podrás permanecer productivo por el resto del día.

- **El mejor lugar para practicar el Pranayama**

Sin importar el lugar que escojas, debes tener suficiente luz y aire. Hazlo en un balcón, parque o en tu terraza. Si no cuentas con esas opciones, puedes practicarlo en tu habitación con las ventanas abiertas para que entre aire fresco. Practicarlo en un cuarto cerrado te puede causar mareos. Es importante tener aire fresco. Evita los lugares ruidosos ya que éstos pueden afectar tu concentración.

- **La mejor postura para practicar el Pranayama**

Puedes comprar una estera de yoga o sentarte en el suelo con tus piernas cruzadas. Mantén tu espina dorsal erecta y en línea vertical con tu cabeza. Mira hacia adelante mientras practiques tu asana y Pranayama. Si tienes problemas en las rodillas, también puedes usar una silla.

- **La posición de los ojos**

Cierra tus ojos y apúntalos hacia la punta de tu nariz. Antes de cerrar tus párpados, asegúrate de que tus ojos están viendo directamente hacia la punta de tu nariz. De este modo, cuando los cierres, tus ojos estarán posicionados correctamente.

La mejor mentalidad para el Pranayama

Esto no solamente aplica para el Pranayama sino para cualquier clase de ejercicio o posición de yoga. Tu mente debe estar muy relajada en todo momento. No te apresures y mantén todos tus otros pensamientos afuera. También puedes enfocar tu concentración en tu deidad favorita. Si notas que tu mente está inquieta por alguna razón y te encuentras en un apuro, no practiques el Pranayama por ese día. ¡Es mejor no hacer algo bien que hacerlo a medias!

Los Ejercicios de Respiración Profunda Más Efectivos

Para los principiantes, es mejor empezar desde la parte de arriba. Estos ejercicios son simples pero pueden ser muy efectivos cuando se realizan con disciplina. Toma nota de todas las medidas preventivas cuando realices incluso los ejercicios más simples. Si posees alguna enfermedad o molestia, consulta con tu doctor antes de practicar el Pranayama. También puedes realizarte una terapia de acupresión después del Pranayama para aprovechar todos sus beneficios terapéuticos.

Bhramari Pranayama

Cuando practicas este Pranayama, los sonidos que emite la respiración son similares al zumbido de una abeja. Empieza tapando tus orejas con tus pulgares, coloca tus dedos índices en tu sien y luego, con el resto de tus dedos, cierra tus ojos. Ahora, inhala profundamente a través de tu nariz y mantén la respiración tanto tiempo como sea cómodamente posible. Durante este proceso, mantén tu boca cerrada en todo momento y sólo respira a través de la nariz. Ahora, exhala lentamente haciendo un leve sonido de zumbido. Repite este proceso cinco veces.

- **Beneficios**
    - El tono de tu voz se vuelve más suave, cortes y melódico
    - Agiliza el proceso de emisión del sonido en tu cuerpo
    - Ayuda a aliviar la tensión y aclara tu mente, lo que resulta

en una mejor productividad a lo largo del día

- Cura y ayuda en la prevención de enfermedades de la garganta

En este Pranayama, se practica la respiración profunda a través de las fosas nasales pero sin emitir sonidos. Junta tu dedo índice con tu dedo medio y cierra tu fosa nasal derecha usando tu pulgar. Exhala lentamente desde tu fosa izquierda. Una vez que hayas terminado de exhalar, inhala a través de esa misma fosa. Mantén tu respiración por dos segundos y luego tapa tu fosa izquierda con tus dedos índice y medio. Repite este proceso con la fosa nasal derecha, manteniendo la respiración por lo menos por 2 segundos. Haz este ejercicio por 2-5 minutos.

- **Beneficios**

    - Practicar regularmente este Pranayama mejorará tu

memoria y poder de concentración.

- Evita que el dióxido de carbono llegue a las arterias, lo cual mantiene la sangre pura.
- Ayuda en la prevención de enfermedades cardiacas.
- Si sufres de una presión sanguínea alta o baja, te ayudará a mantener un nivel normal.
- Mejora la visión por un periodo de tiempo.

Kapalbhathi Pranayama

En este Pranayama, se realiza una exhalación enérgica a través de las fosas nasales. Se le puede llamar Kapalbhathi al proceso de inhalación pasiva seguido de una exhalación vigorosa a través de las fosas nasales. Este proceso implica utilizar los músculos alrededor de tu estómago para exhalar de manera violenta. Haz este ejercicio por 2-5 minutos, incrementando gradualmente la fuerza aplicada.

- **Beneficios**

    - Ayuda a mantener los niveles de azúcar en tu cuerpo, lo cual previene la diabetes
    - La práctica constante te ayudará a reducir la grasa alrededor de tu cintura

- Es una forma altamente efectiva de perder peso saludablemente
- Soluciona problemas relacionados a los órganos que se encuentran en el abdomen como páncreas, riñones, estómago e hígado.
- La respiración profunda ayuda en la circulación de la sangre a través del cuerpo, lo cual fortalece sus sistemas e inmunidades.

En este Pranayama, se emite un suave silbido a medida que se inhala profundamente a través de la nariz. Empieza respirando profundamente y exhalando completamente. Baja tu cabeza para bloquear el paso del flujo de aire mientras inhalas durante tanto tiempo como puedas y emitiendo un sonido a través de tu garganta. Mantén tu respiración por 5 segundos. Cierra tu fosa nasal derecha con tu pulgar derecho y exhala a través de tu fosa izquierda. Puedes repetir este proceso hasta 12 veces o más si lo deseas.

- **Beneficios**

    - Cuando realizas este Pranayama, la temperatura de tu cuerpo incrementa

- Las vibraciones hechas por el sonido ayudan a calmar tu mente y mejorar la concentración
- Ayuda a aclarar tu garganta
- Ayuda a curar las tiroides
- Sirve para eliminar los ronquidos

En este Pranayama, se emite un sonido parecido al del fuego que arde dentro de un horno. Respira profundamente a través de tu nariz. Expande tu estómago mientras inhalas y luego exhala el aire completamente con toda fuerza empujando tu ombligo hacia tu espina dorsal. Cuando inhales, asegúrate de que tu estómago se expanda completamente. Repite este proceso por 1-2 minutos y luego descansa un poco al terminar.

- **Beneficios**

    - Mejora la capacidad de tus pulmones
    - Sigue el procedimiento constantemente y podrás mitigar los síntomas del asma

al limpiar tu vía aérea de impurezas

- Ayuda en la pérdida de peso ya que eliminas exceso de grasa en el cuerpo
- Mejora tu habilidad física y mental tras practicarlo regularmente

El Pranayama en sí puede ser altamente beneficioso. Sin embargo, es importante consultar a tu médico antes de realizar cualquier ejercicio, incluso si son ejercicios tranquilizantes como los del Pranayama. Por ejemplo, algunos de estos ejercicios no deben ser puestos en práctica por aquellos que tengan una presión sanguínea inestable.

Para mejores resultados, se recomienda realizar todos estos ejercicios en posición sentada y con las piernas cruzadas, también conocida como la pose Sukhasana. La posición debe ser lo suficientemente cómoda como para permitirte estar sentado por largos periodos de tiempo. Cierra tus ojos y mantén tu espina dorsal en línea vertical. Necesitas concentrar tu atención en tu respiración y mantener una mente positiva. Si quieres aumentar el número de ciclos, hazlo poco a poco. Mantén el mismo nivel por al menos una semana y luego incrementa al ritmo que te parezca más adecuado. Para mejores resultados, todo el que practique estos ejercicios debe hacerlo con disciplina y tener una dieta saludable y balanceada.

Se te recomienda que no tomes el Pranayama a la ligera y que lo practiques con diligencia y compromiso. Puede tomarte un tiempo antes de que domines la técnica y más importante aún, no tengas miedo de equivocarte. Has que alguien con experiencia te guíe hasta que aprendas la técnica correcta.

La respiración es una de las funciones esenciales para el cuerpo. Con el Pranayama, podrás establecer patrones de respiración que te beneficiarán de por vida. Los errores mencionados previamente son solamente algunos de los que la gente comete. Siempre es bueno tomar decisiones respaldadas de información cuando se trata de tu salud y bienestar. Busca ayuda profesional siempre que lo necesites. El Yoga es una inversión de una sola vez, ya que una vez que aprendes, puedes practicarlo cuando sea, donde sea y sin supervisión. También hay un cierto riesgo de lastimarte a menos que cuentes con una buena orientación.

Conclusión

El Pranayama, como ya deberías saber, es un ejercicio que no sólo requiere de paciencia sino también de orientación al principio. Es bueno estar supervisado siempre que realices cualquier actividad física por primera vez.

A través de este libro, queremos resaltar cómo los ejercicios de respiración simples del Pranayama pueden implicar muchos beneficios si se realizan apropiadamente. Hoy en día, nuestras vidas están colmadas de estrés, ansiedad y decisiones respecto al ejercicio y la salud que son cuestionables. Sin embargo, incluso en nuestros horarios tan ocupados, es posible encontrar 30 minutos cada día para incorporar estos simples ejercicios.

Tras leer esta guía sobre el Pranayama, los lectores podrán educarse a sí mismos sobre cómo debe practicarse, cuáles son sus beneficios y por qué lo necesitamos en nuestras vidas. No obstante, recuerde que estos ejercicios son más beneficiosos si se practican bajo supervisión experta para así evitar cualquier posible peligro.